안부 전하기

선을 따라가 남자와 여자가 각각 연락하고 있는 대상을 알아맞혀 보세요.

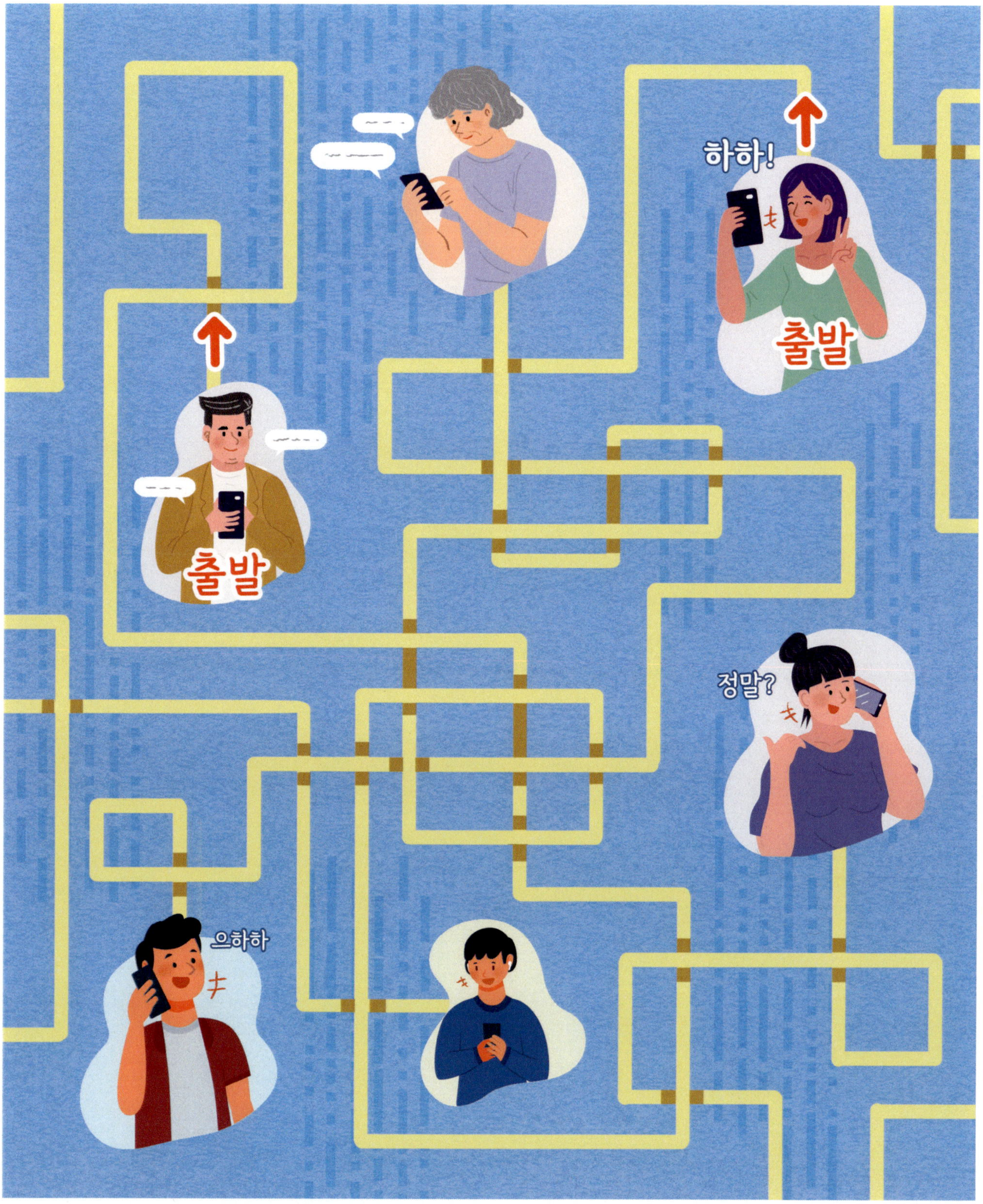

규칙 따라가기 미로

아래의 규칙을 따라 출발에서 도착까지 가보세요.

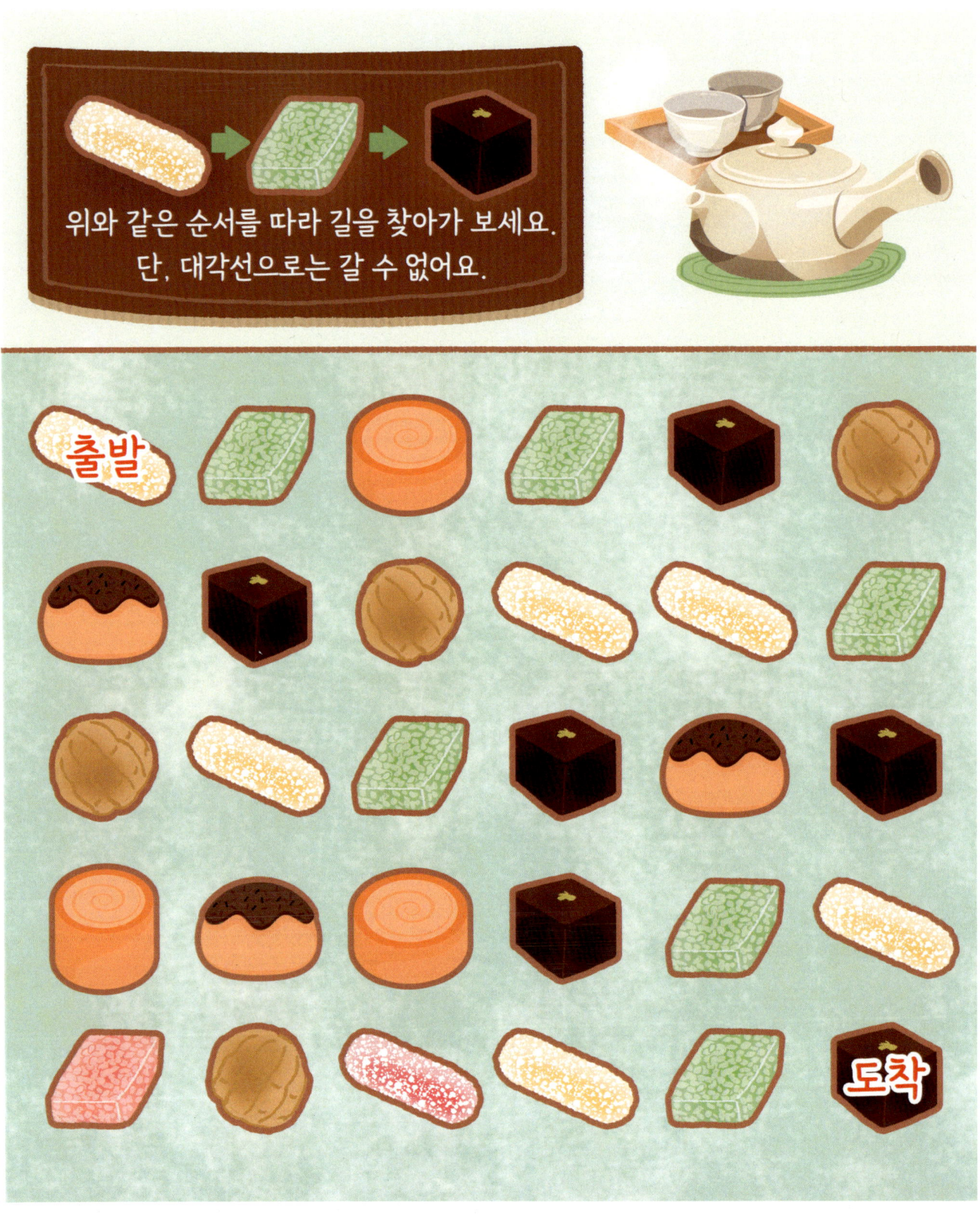

알파벳 미로

〈보기〉를 참고하여 알파벳 순서대로 출발에서 도착까지 가보세요.

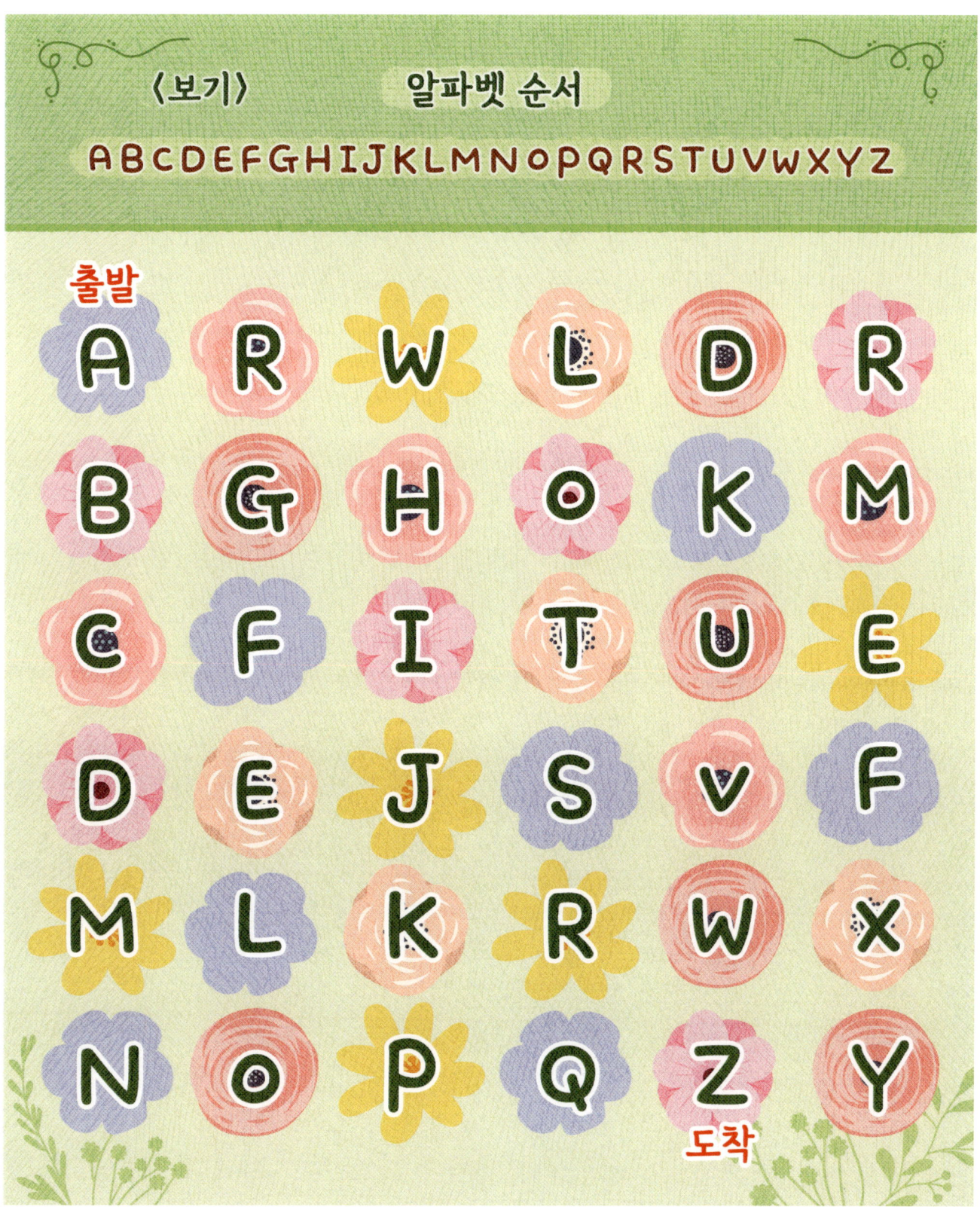

당구공 미로

당구공에 난 길을 따라 출발에서 도착까지 가보세요.

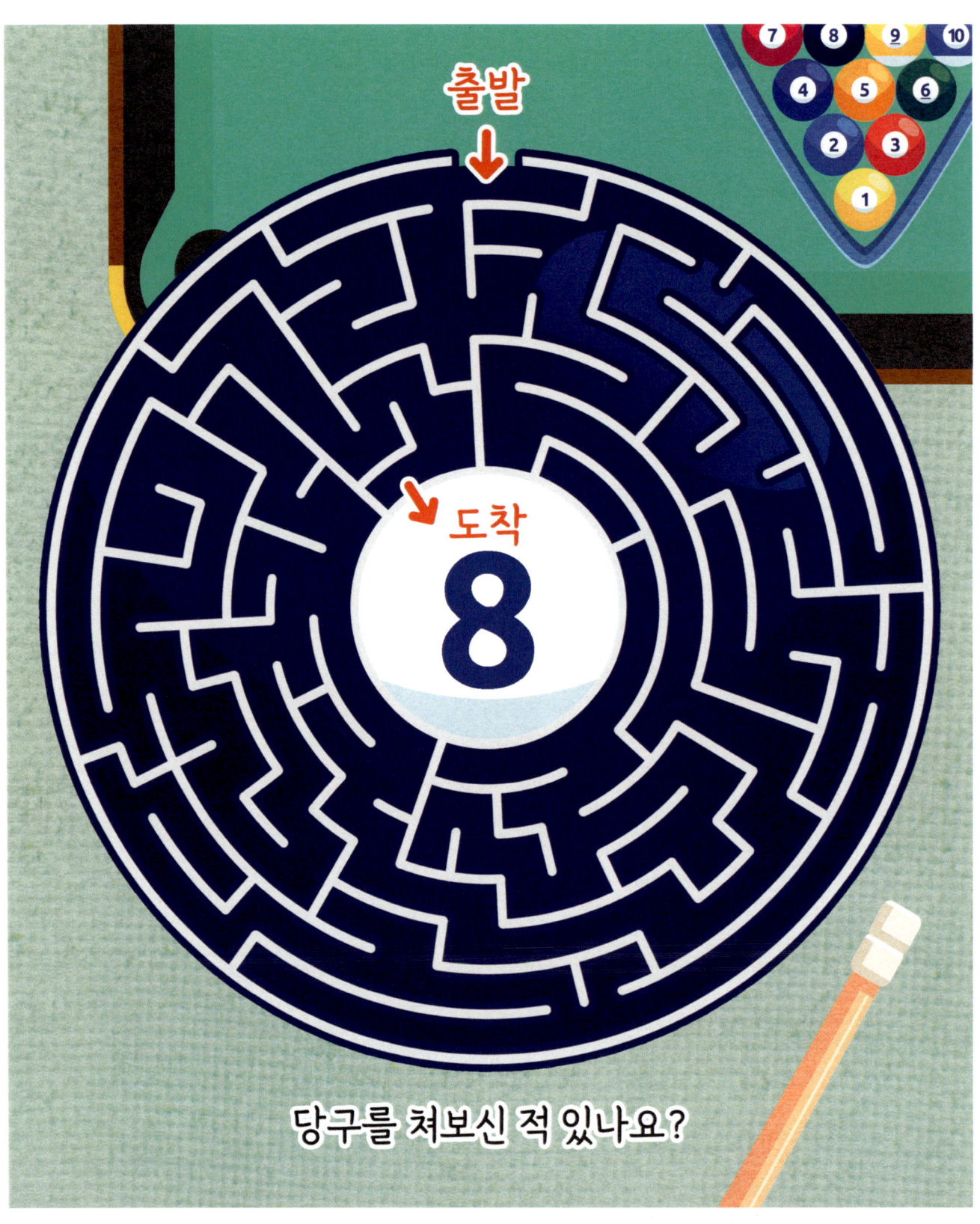

당구를 쳐보신 적 있나요?

홈런 볼

홈런 볼을 찾아 출발에서 도착까지 가보세요.

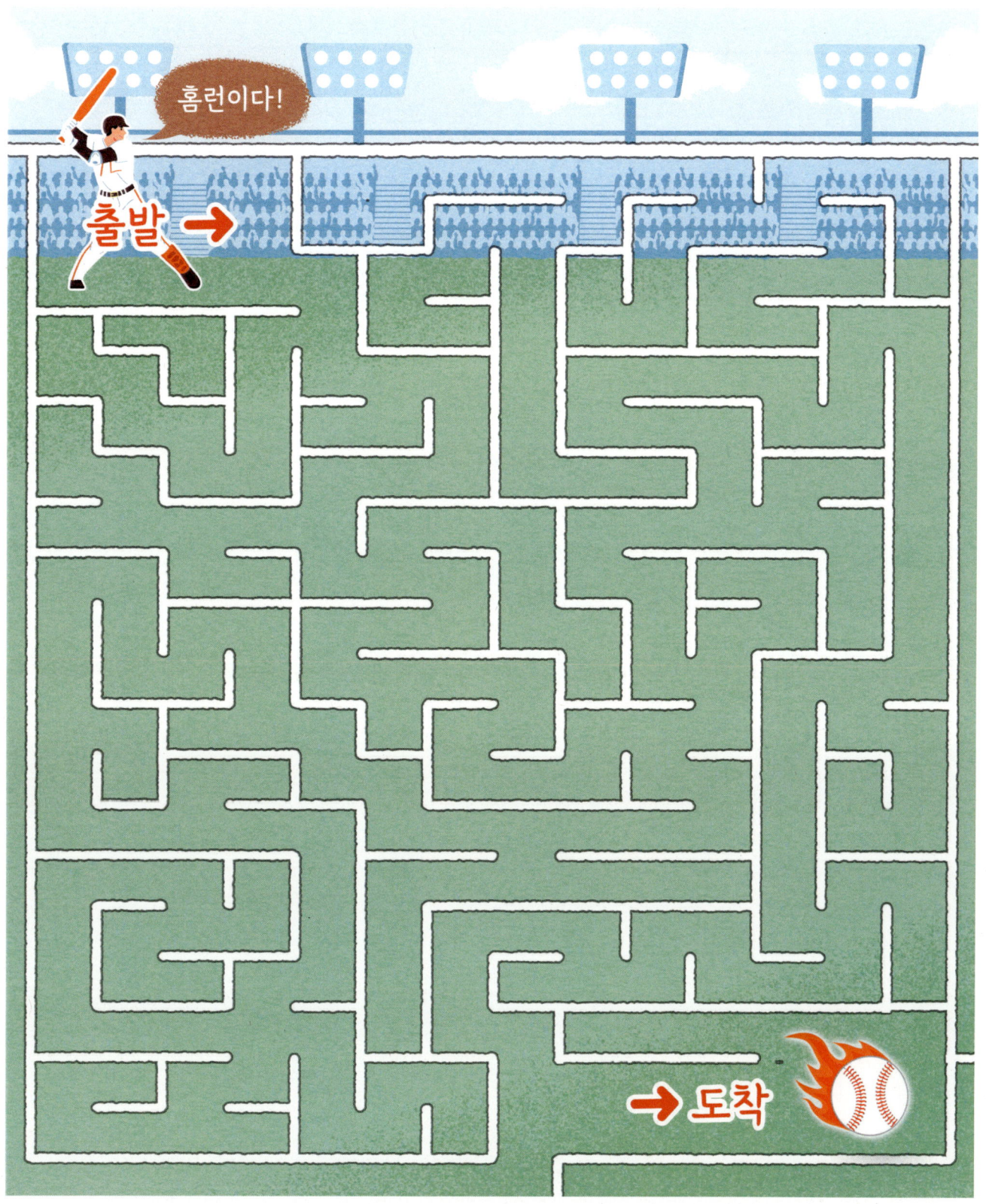

숫자 점잇기 미로

숫자 20부터 짝수만 따라 순서대로 선을 이어보세요.

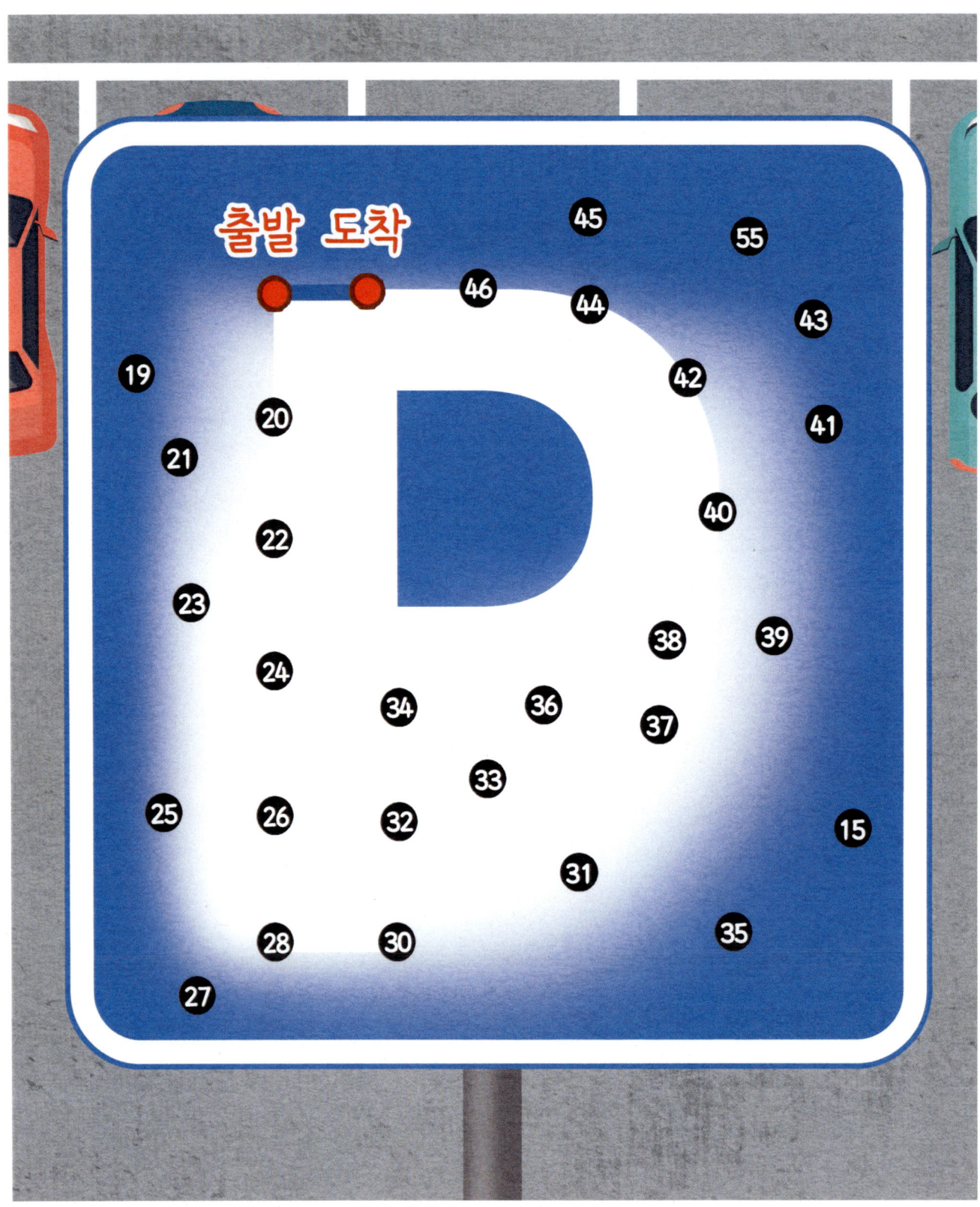

우물 찾기

나그네가 물을 마실 수 있도록 출발에서 도착까지 가보세요.

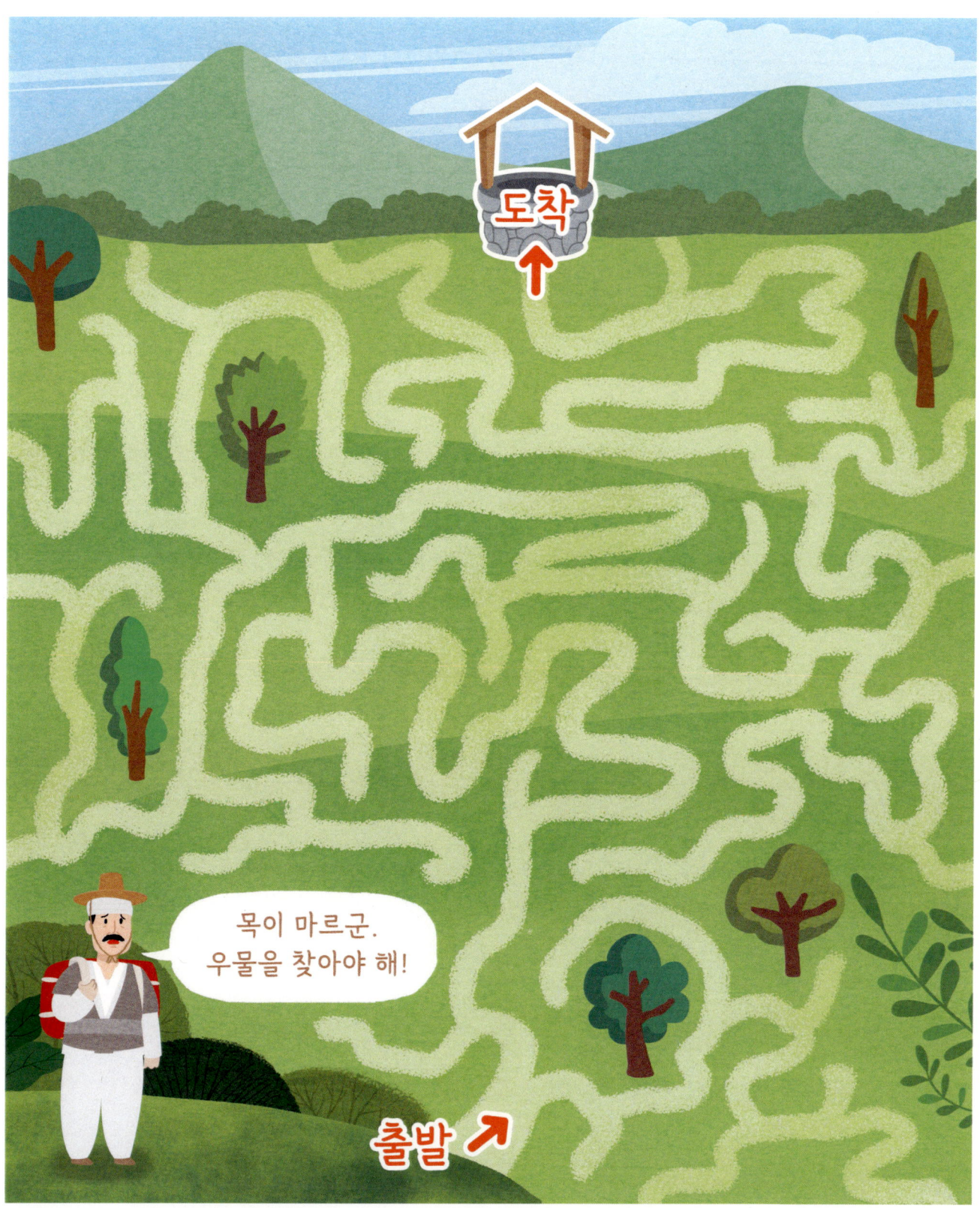

점심시간

미로를 따라가며 음식을 담고, 질문의 답을 알아맞혀 보세요.

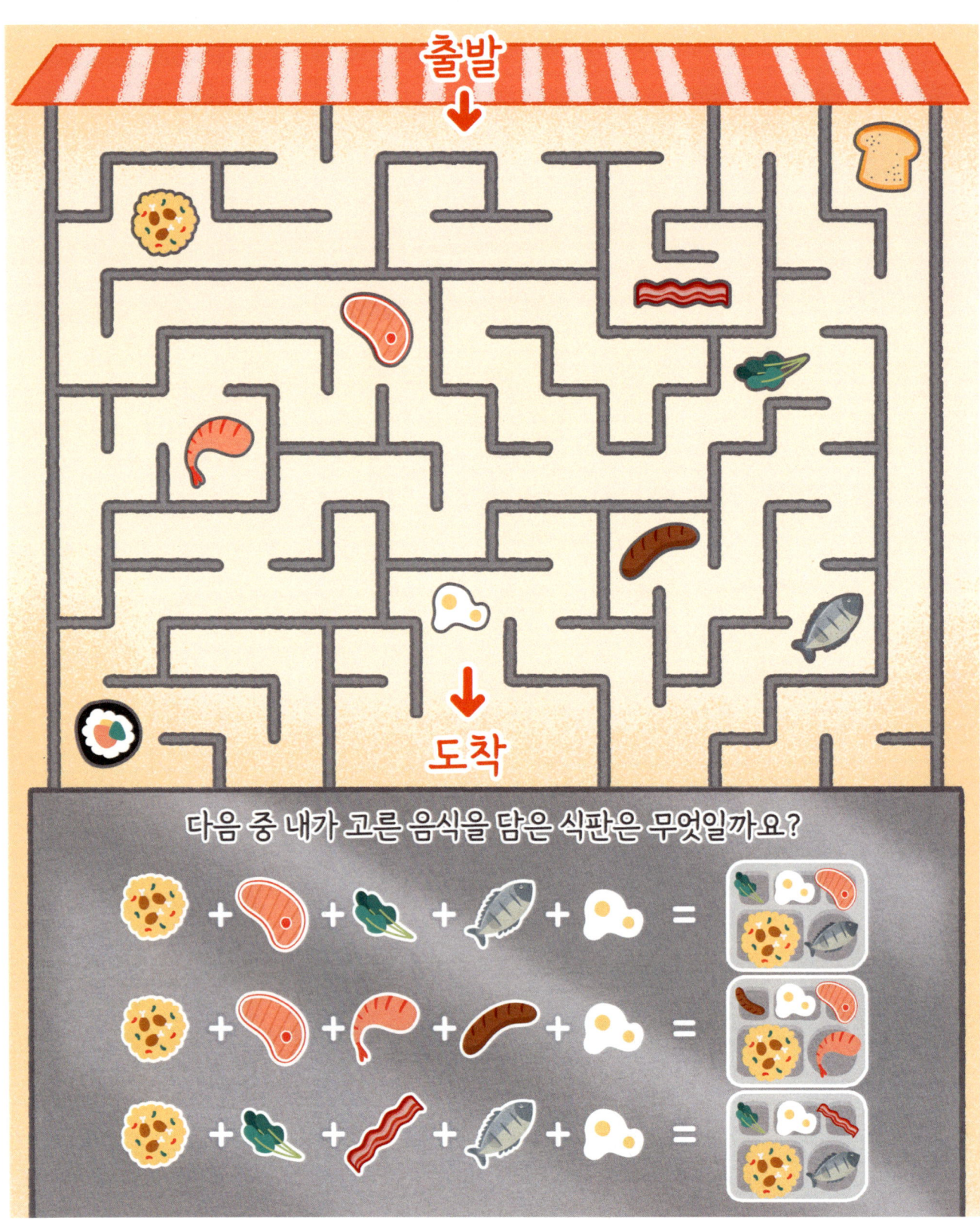

아령 미로

아령 안에 있는 길을 따라 출발에서 도착까지 가보세요.

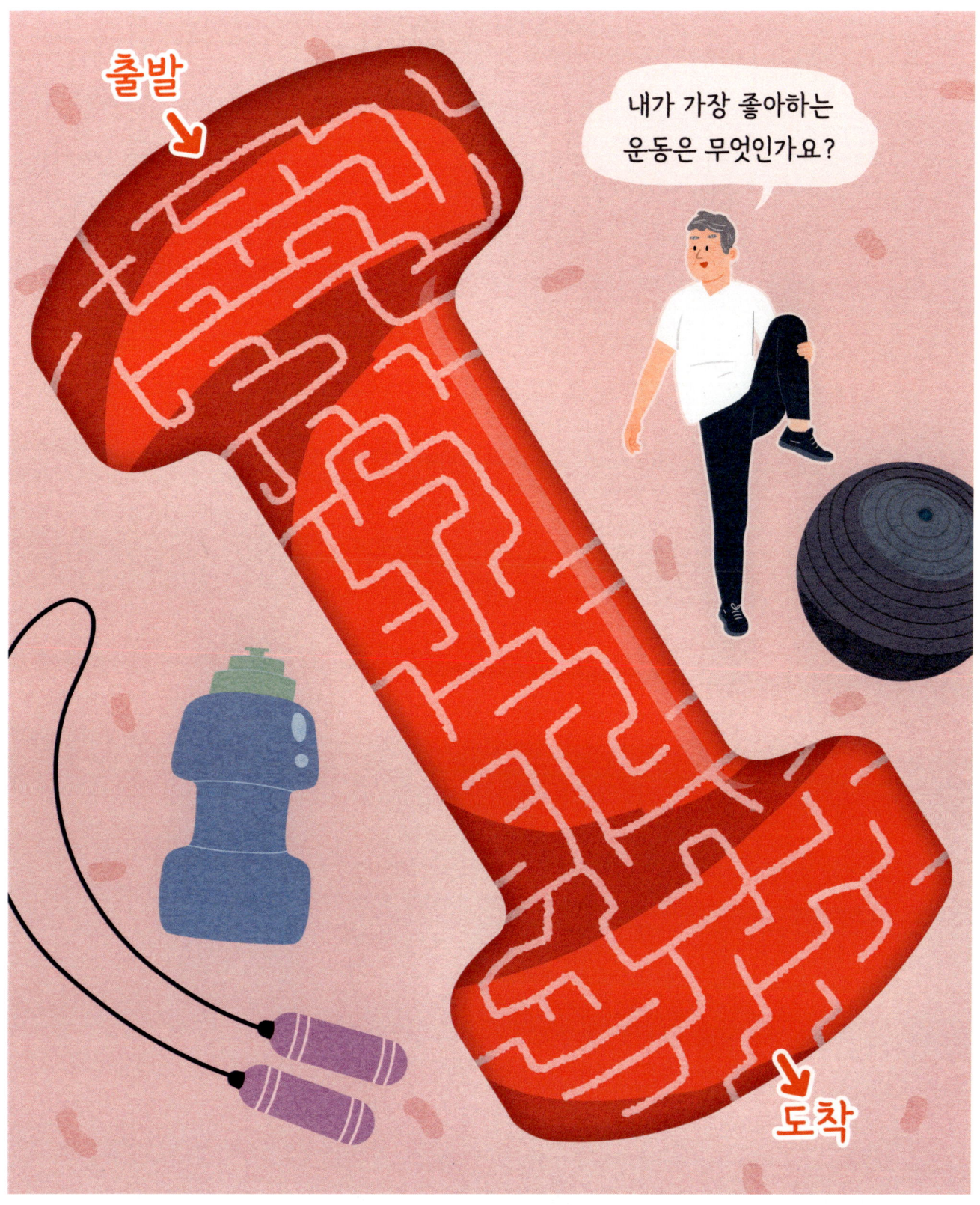

공연장 가는 길

미로를 따라 공연장을 찾아가 보세요.

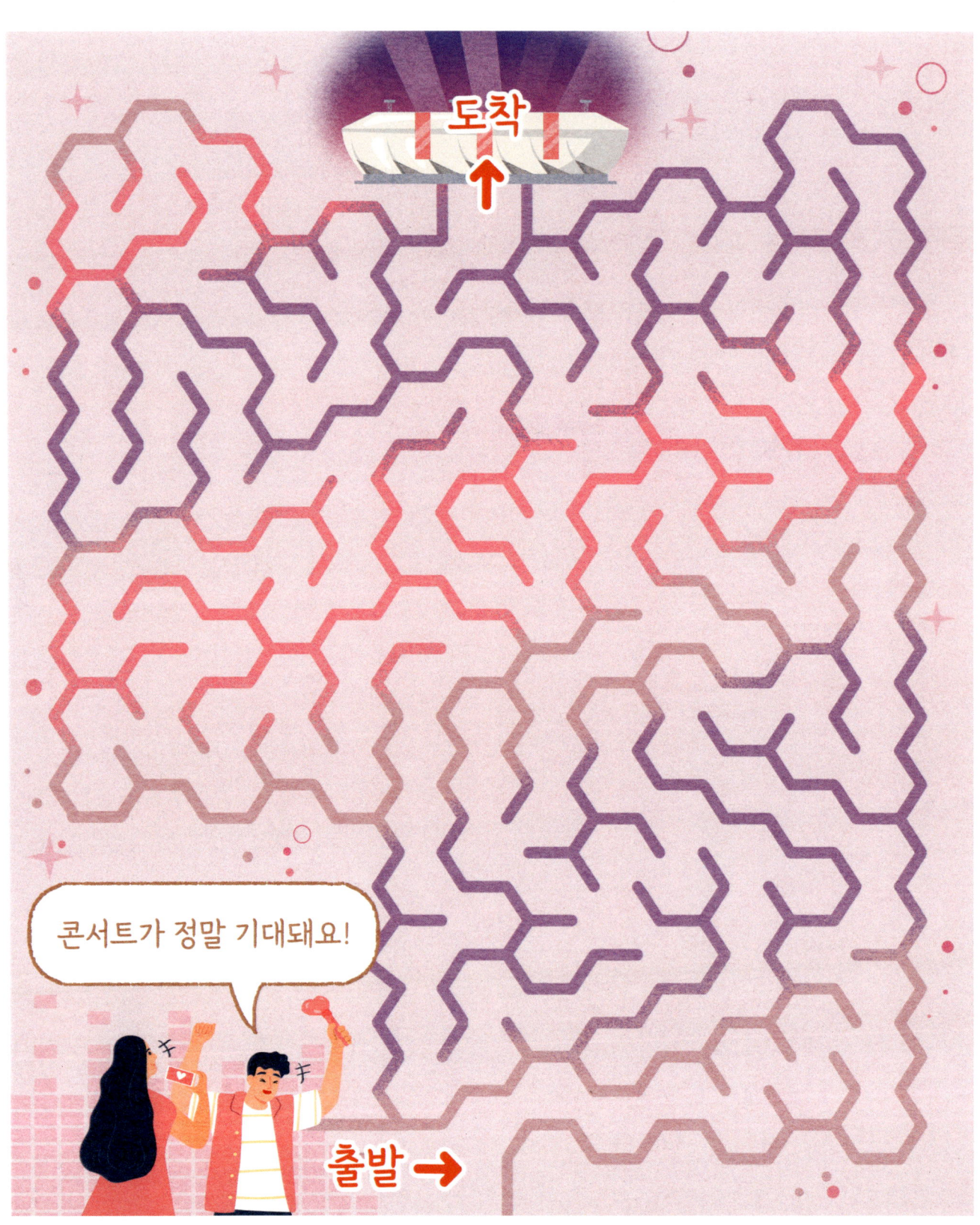

산수 미로

미로를 풀며 만나는 쪽지의 점수를 알아보고,
점수를 모두 더해 질문의 정답을 알아맞혀 보세요.

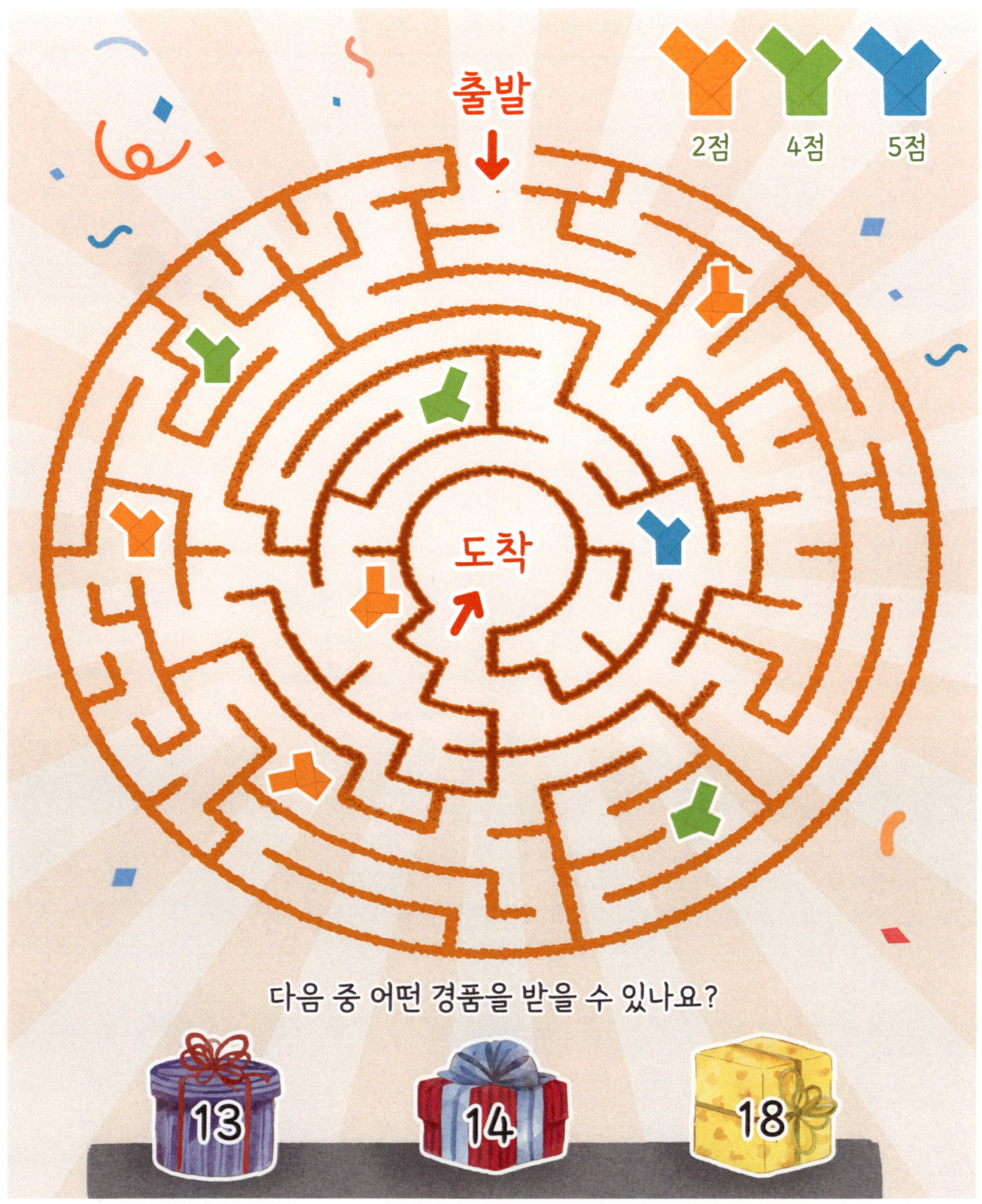

다음 중 어떤 경품을 받을 수 있나요?

숫자 점잇기 미로

숫자 1부터 홀수만 따라 순서대로 선을 이어보세요.

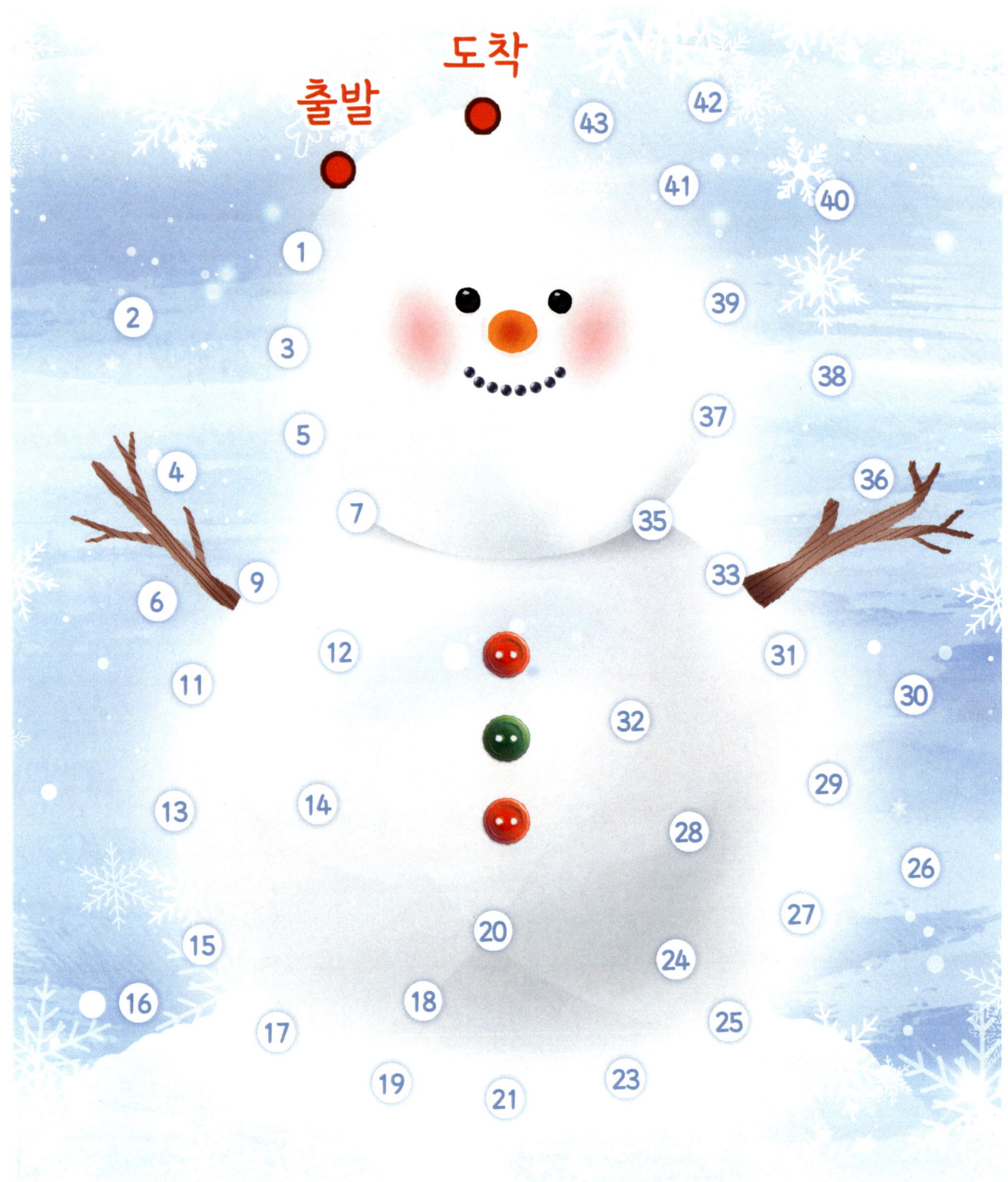

동물의 발자국

선을 따라가 각각 어떤 동물의 발자국인지 알아맞혀 보세요.

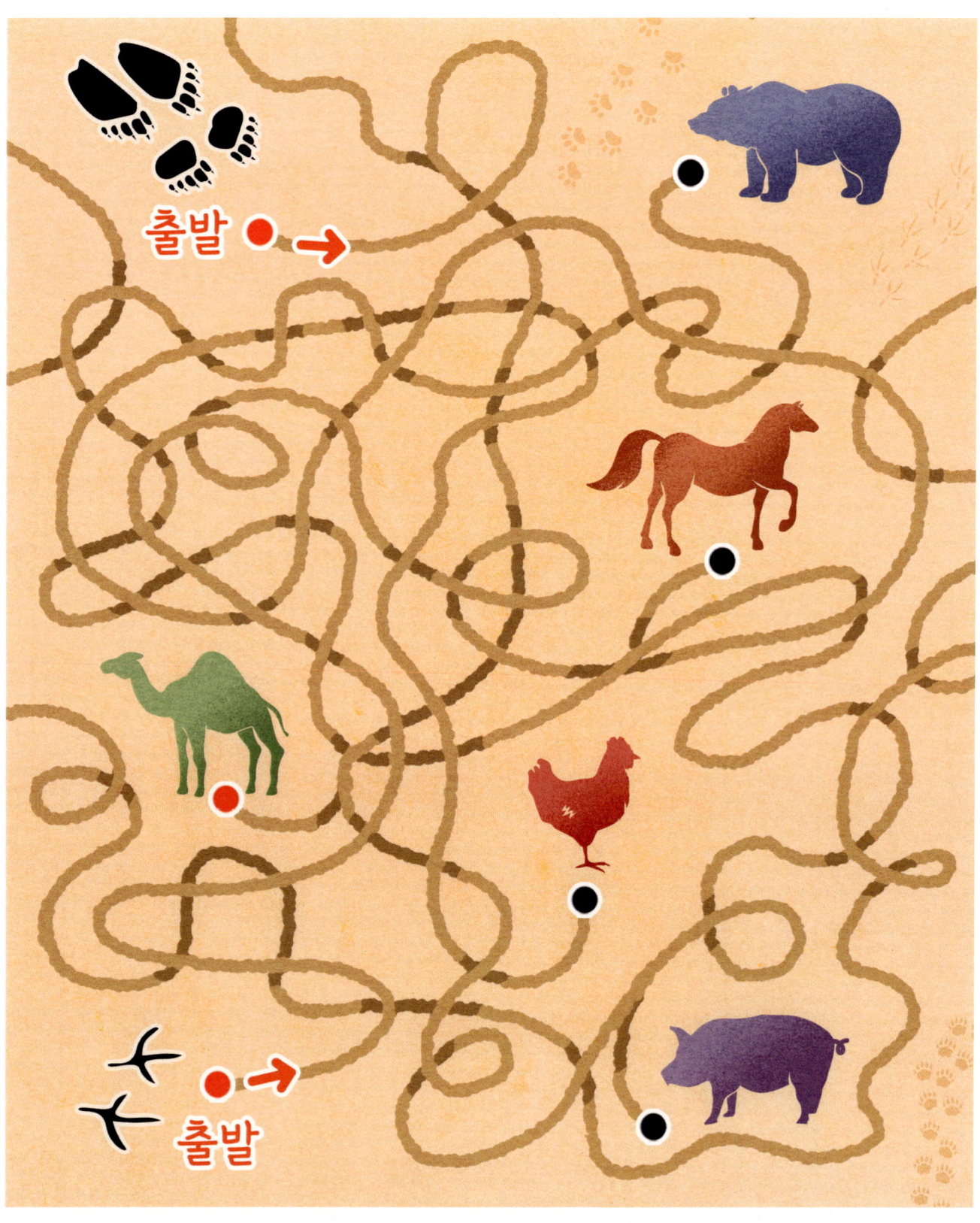

산수 미로

붕어빵만 따라가며 미로를 풀고 아래 질문에 답해보세요.

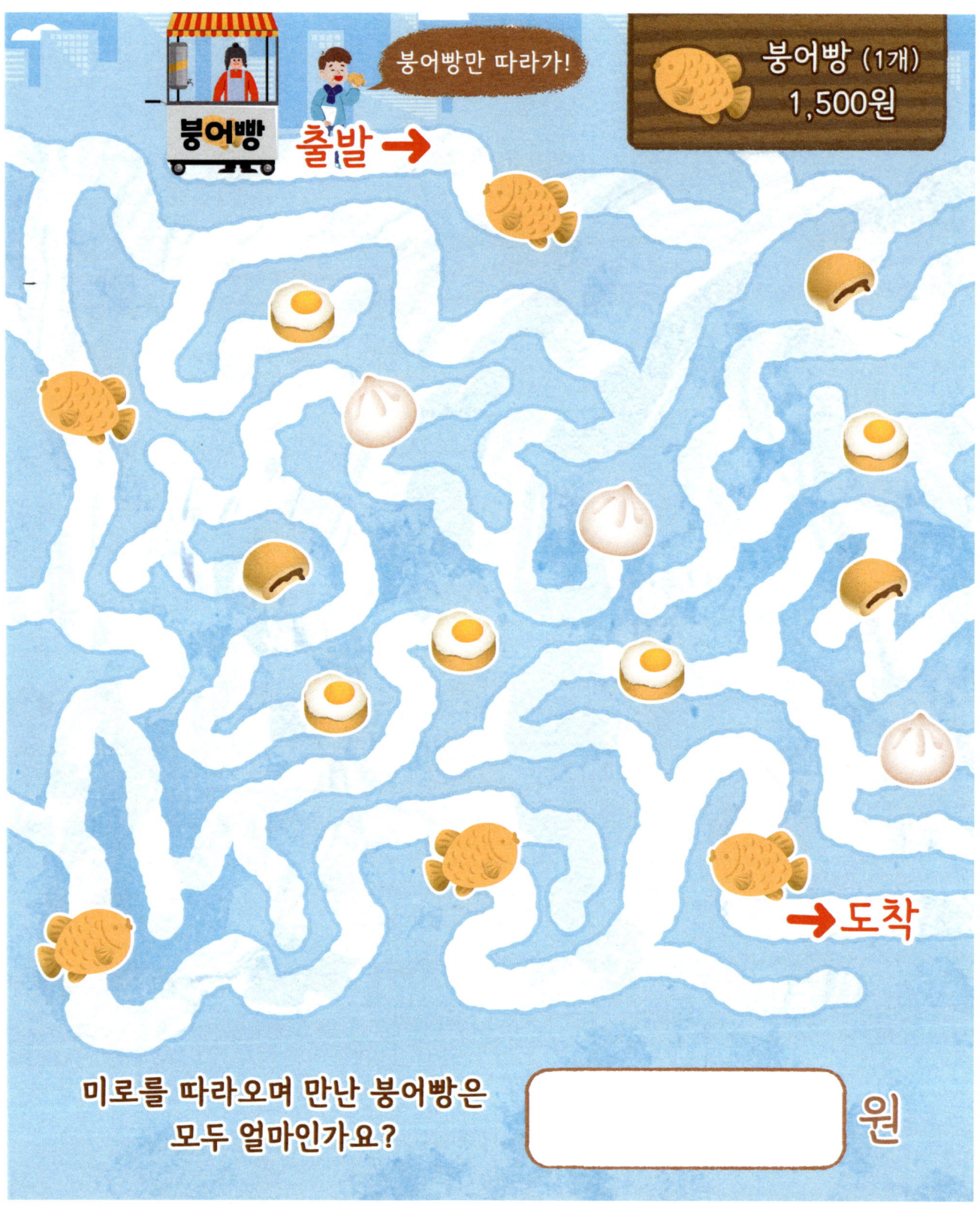

수수께끼 미로

미로를 따라 출발에서 도착까지 가보고 질문의 답을 적어보세요.

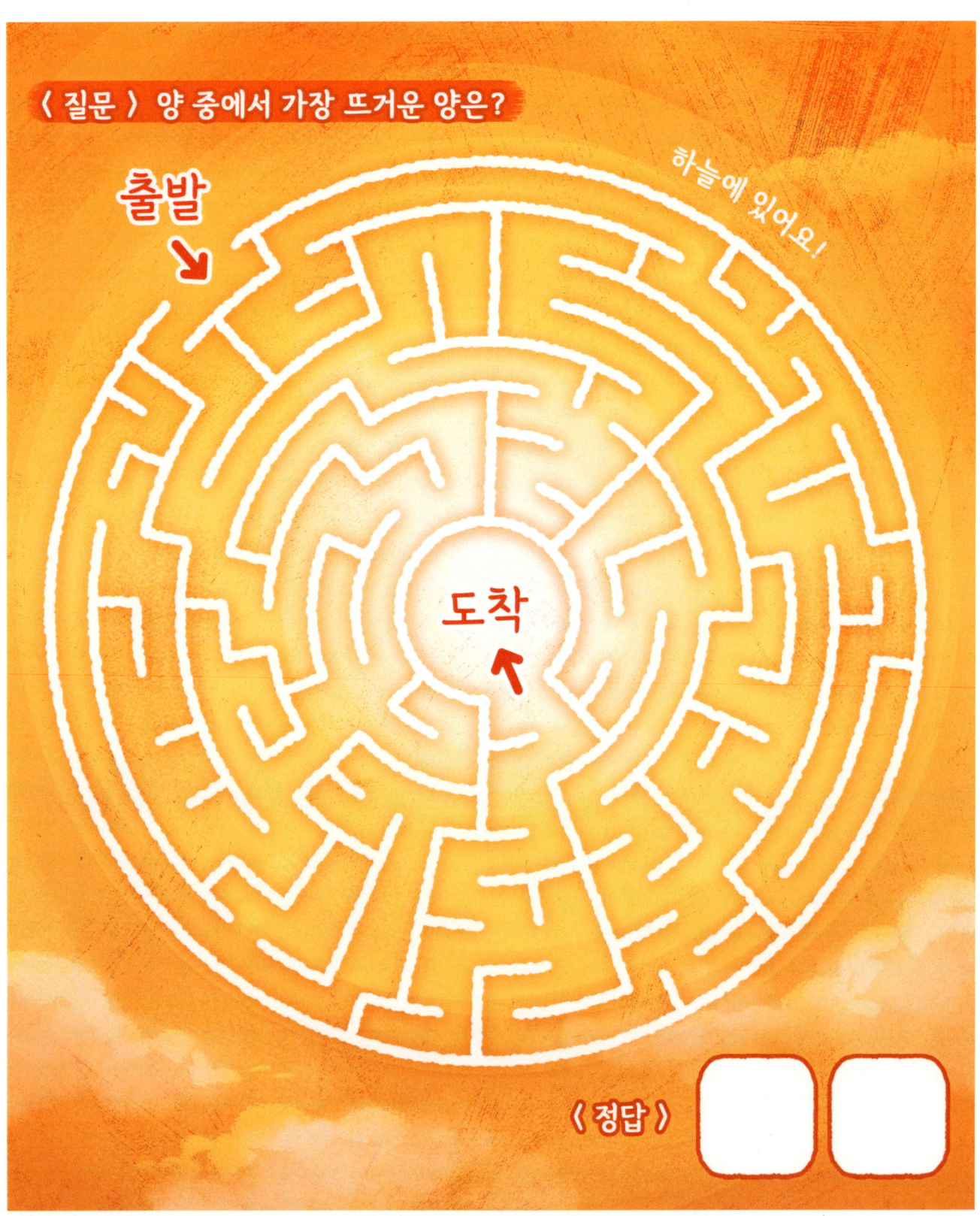

규칙 따라가기 미로

아래의 규칙을 따라 출발에서 도착까지 가보세요.

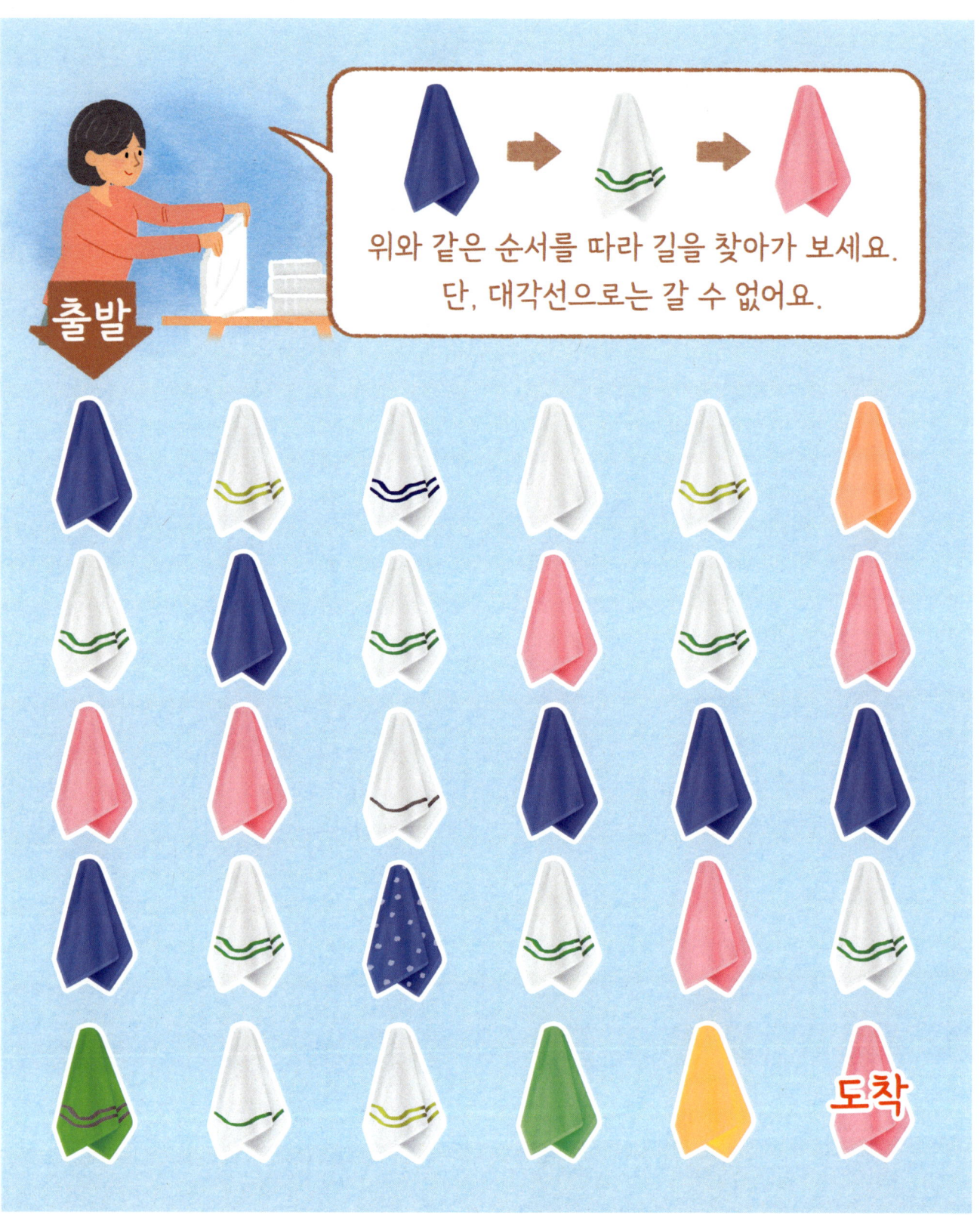

귀여운 판다

판다가 좋아하는 대나무를 모두 찾아 도착까지 가보세요.

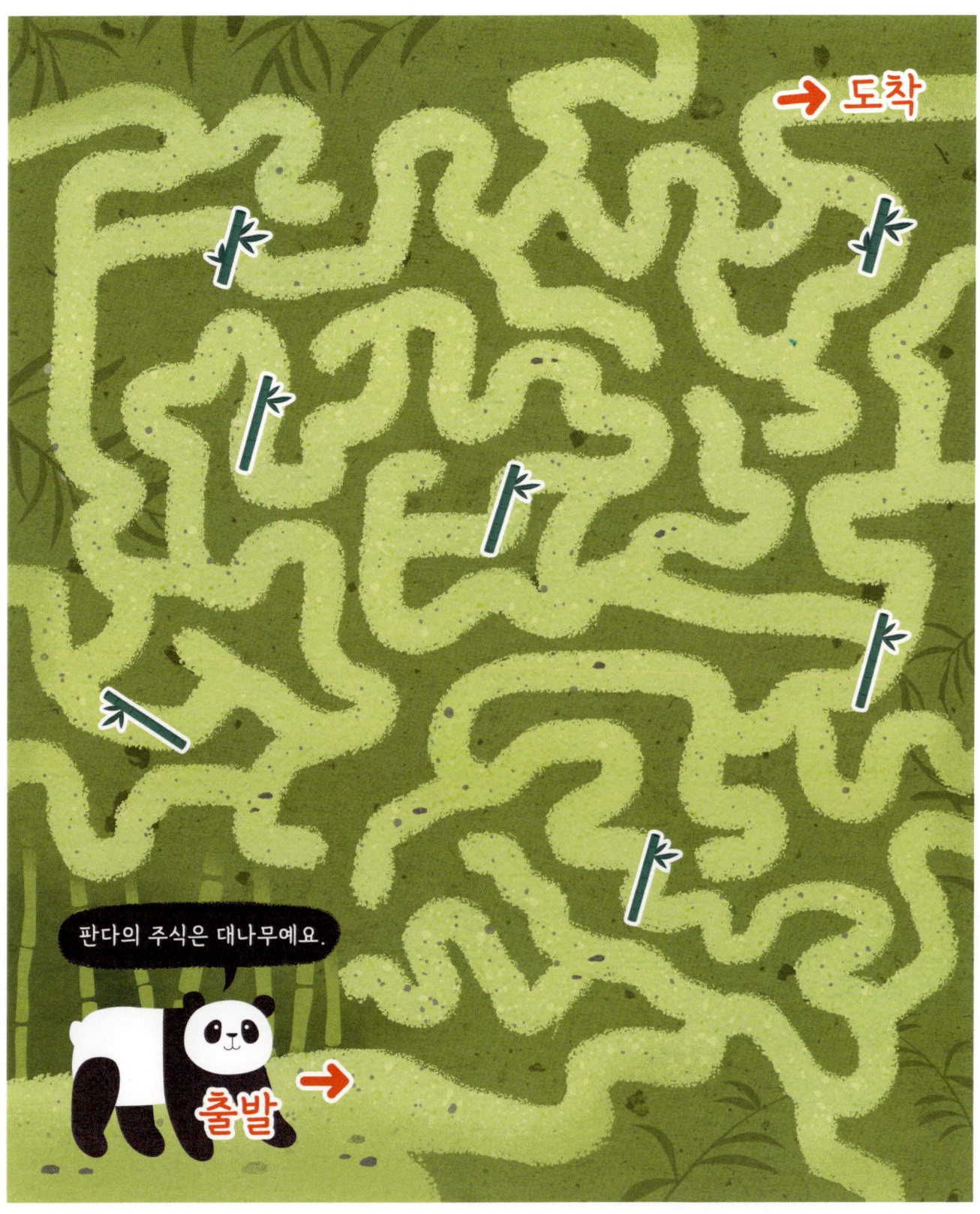

가방 찾기

여자의 말을 잘 보고, 여자가 설명하는 가방을 찾아가 보세요.

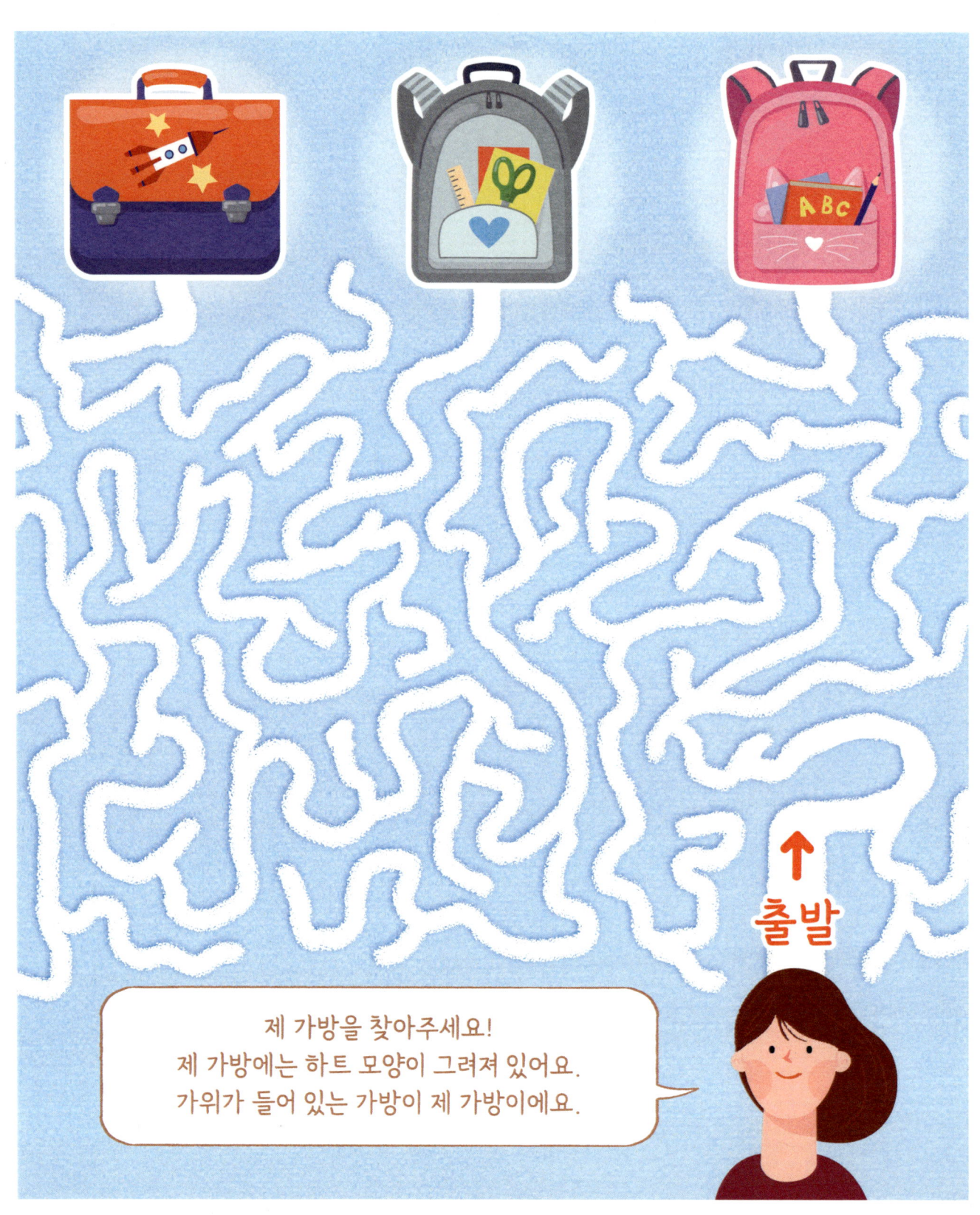

산수 미로

미로를 풀며 만나는 점수를 모두 더해 질문의 정답을 알아맞혀 보세요.

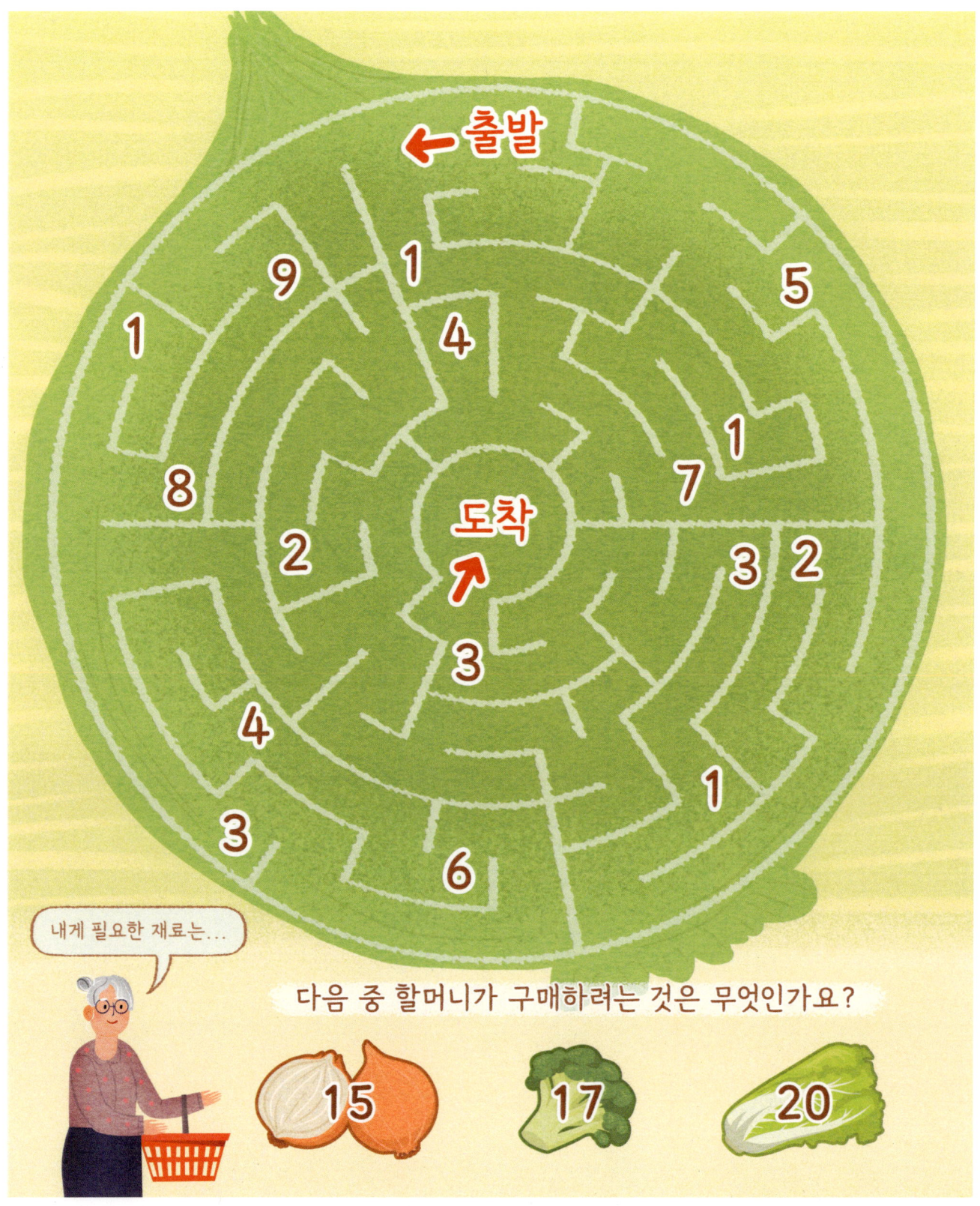

사방치기 놀이

사방치기 모양 안의 미로를 따라 출발에서 도착까지 가보세요.

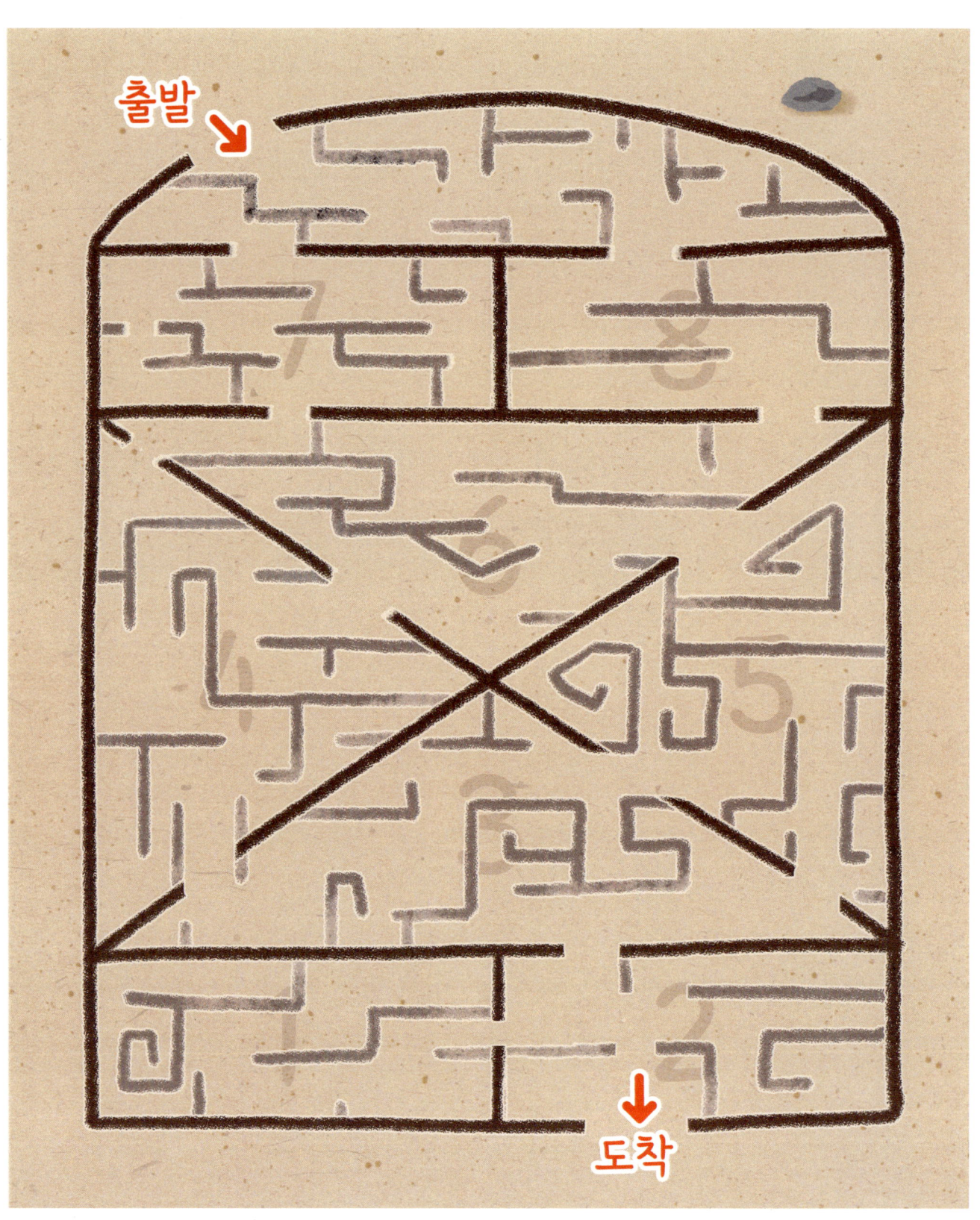

오늘 일정

오늘 일정표를 참고해 할아버지가 가야 할 장소를 찾아보세요.

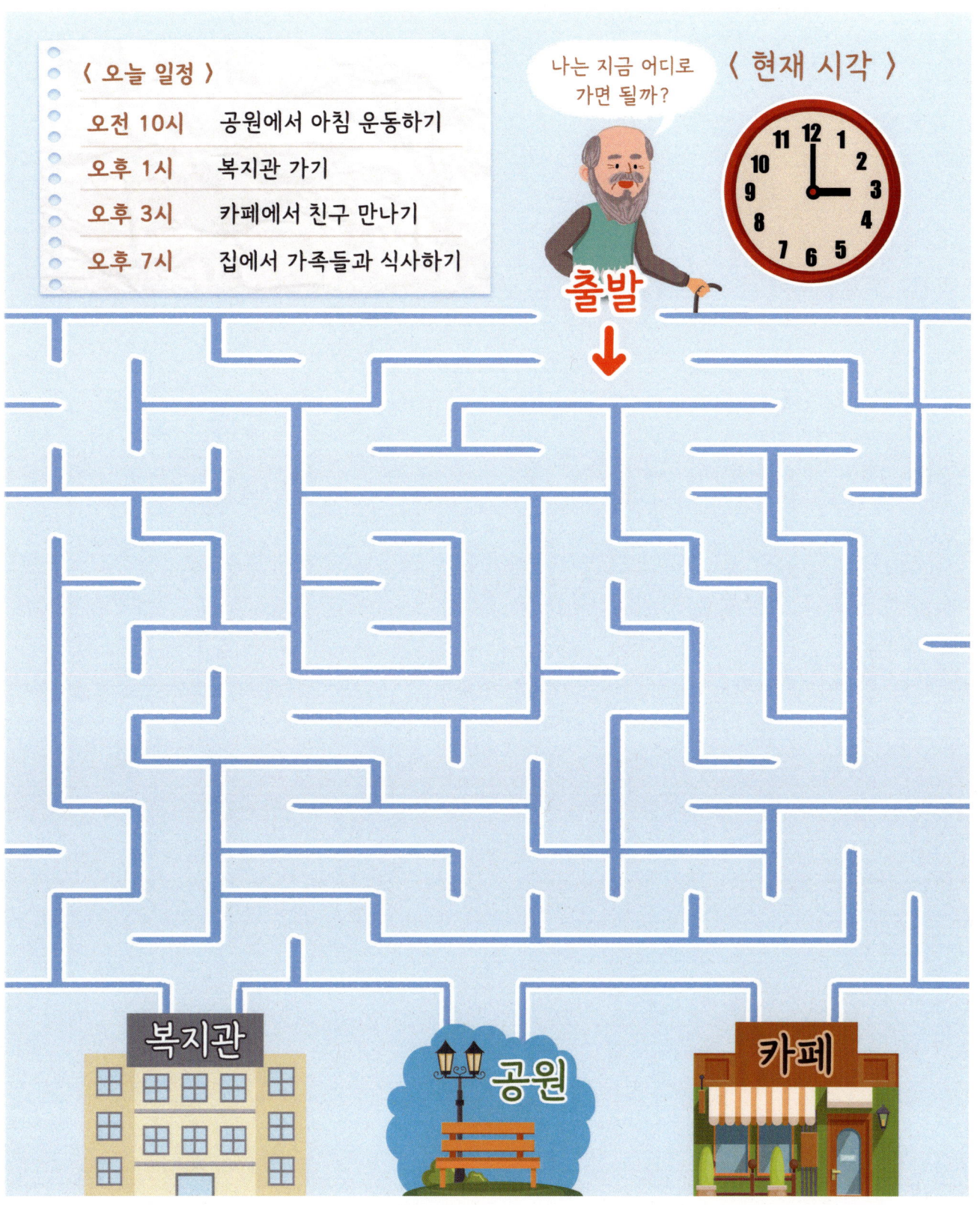

정답

p.1 장구

p.2

p.3

p.4

p.5

p.6

p.7

p.8

p.9

p.10

p.11

p.12

p.13
2+4+2+2+4 = 14

p.14

p.15
곰 / 닭

p.16
1,500×5=7,500원

p.17
태양

p.18

p.19

p.20

p.21
1+7+5+1+ 3+3 =
배추(20)

p.22

p.23
카페